Vinej Somaraj

Avaliação do risco de cárie

Vinej Somaraj

Avaliação do risco de cárie

ScienciaScripts

Imprint
Any brand names and product names mentioned in this book are subject to trademark, brand or patent protection and are trademarks or registered trademarks of their respective holders. The use of brand names, product names, common names, trade names, product descriptions etc. even without a particular marking in this work is in no way to be construed to mean that such names may be regarded as unrestricted in respect of trademark and brand protection legislation and could thus be used by anyone.

Cover image: www.ingimage.com

This book is a translation from the original published under ISBN 978-3-659-49978-4.

Publisher:
Sciencia Scripts
is a trademark of
Dodo Books Indian Ocean Ltd. and OmniScriptum S.R.L publishing group

120 High Road, East Finchley, London, N2 9ED, United Kingdom
Str. Armeneasca 28/1, office 1, Chisinau MD-2012, Republic of Moldova, Europe
Printed at: see last page
ISBN: 978-620-8-33044-6

ÍNDICE

INTRODUÇÃO

A cárie dentária tem uma etiologia multifatorial em que há uma interação de três factores principais: o hospedeiro (saliva e dentes), a microflora (placa bacteriana) e o substrato (dieta), e um quarto fator: o tempo.

Não existe um teste único que tenha em consideração todos estes factores e que possa prever com precisão a suscetibilidade de um indivíduo à cárie.

O risco de cárie dentária pode ser avaliado através da análise e integração de vários factores causais.

Estes incluem a experiência de cárie (lesões de cárie iniciais e defeitos de cárie estabelecidos, cárie secundária e atividade de cárie atual), utilização de flúor, extensão da placa bacteriana presente, dieta, atividade bacteriana e salivar e factores sociais e comportamentais.

CONCEITO DE EQUILÍBRIO DE CÁRIES

O conceito de equilíbrio da cárie foi publicado pela primeira vez por Featherstone (1999) numa tentativa de simplificar os factores-chave envolvidos na progressão ou reversão da cárie dentária e torná-los facilmente aplicáveis na prática clínica e facilmente compreensíveis para o paciente.

- O processo de cárie pode ser facilmente visualizado como um equilíbrio entre factores patológicos e factores protectores.
- Se os factores patológicos ultrapassarem os factores de proteção, a cárie progride.
- O equilíbrio é apresentado com três factores-chave de cada lado

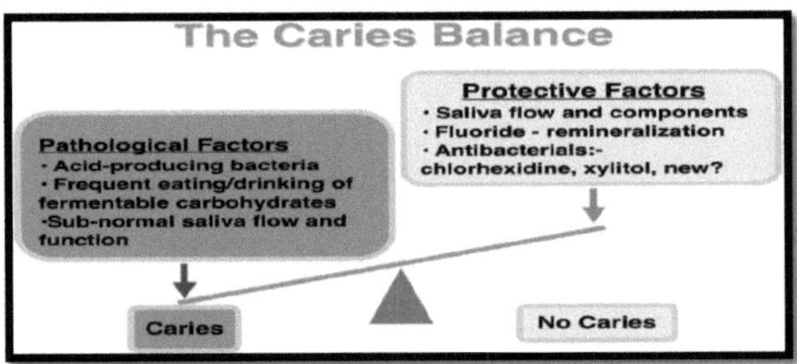

FACTORES PATOLÓGICOS

- **Bactérias cariogénicas:**
  - Todas as bactérias da placa dentária que produzem ácidos (as chamadas bactérias acidogénicas) devem ser consideradas cariogénicas
  - Combinações de espécies como o Streptococcus mutans, o Streptococcus sobrinus e as espécies de lactobacilos contribuem para a progressão da cárie
- **Hidratos de carbono fermentáveis:**
  - A ingestão frequente de hidratos de carbono fermentáveis é bem conhecida como um fator necessário para a iniciação e progressão da cárie.
  - Os hidratos de carbono envolvidos incluem a sacarose, a glicose, a frutose e, potencialmente, qualquer hidrato de carbono que qualquer uma das espécies acidogénicas possa metabolizar.
- **Disfunção salivar:**
  - A saliva e os seus componentes são essenciais para a manutenção da saúde oral.
  - A redução acentuada do fluxo salivar e, consequentemente, a redução do fornecimento de todos os componentes benéficos da saliva, coloca imediatamente uma pessoa em risco elevado de progressão da cárie.

FACTORES DE PROTECÇÃO

- **Componentes e fluxo da saliva:**
  - O fluxo de saliva ajuda a eliminar os hidratos de carbono da placa bacteriana, ao mesmo tempo que fornece tampões contra os ácidos derivados da placa bacteriana.
  - A saliva fornece proteínas e lípidos para formar a película protetora, proteínas para manter o cálcio e o fosfato num estado supersaturado e proteínas antibacterianas.
  - A saliva também funciona como um transportador de flúor para o fluido da placa bacteriana.
- **Fluoreto de fontes extrínsecas, e cálcio e fosfato da saliva:**
  - O flúor de fontes extrínsecas, como produtos dentários contendo flúor, inibe a desmineralização se estiver presente na superfície do cristal no momento do desafio ácido.

- O flúor, o cálcio e o fosfato, em conjunto, fornecem os ingredientes chave para a remineralização, que é o processo natural de reparação da lesão cariosa inicial.

Terapia antibacteriana:

- Embora a saliva forneça alguma terapia antibacteriana natural, esta é insuficiente se os factores patológicos ultrapassarem os factores de proteção.
- Nos casos em que o desafio bacteriano é elevado e a pessoa apresenta um risco elevado de cáries futuras, é necessário um tratamento antibacteriano adicional para permitir que o flúor e a remineralização equilibrem o desafio.
- A clorexidina pode reduzir eficazmente os níveis de estreptococos mutans no biofilme da placa bacteriana, mas é muito menos eficaz contra as espécies de lactobacilos.
- O xilitol, um edulcorante não cariogénico, interfere também na aderência e transmissão bacteriana.

DESEQUILÍBRIO DE CÁRIES

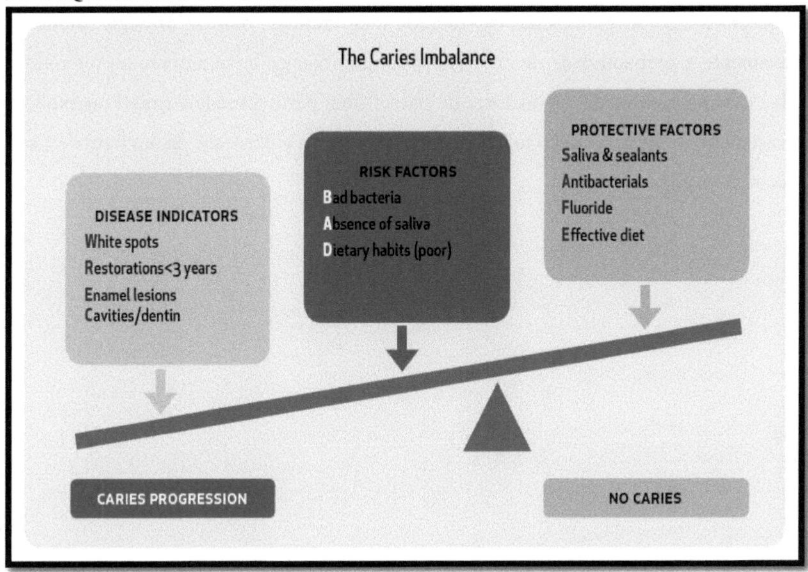

TERMINOLOGIAS

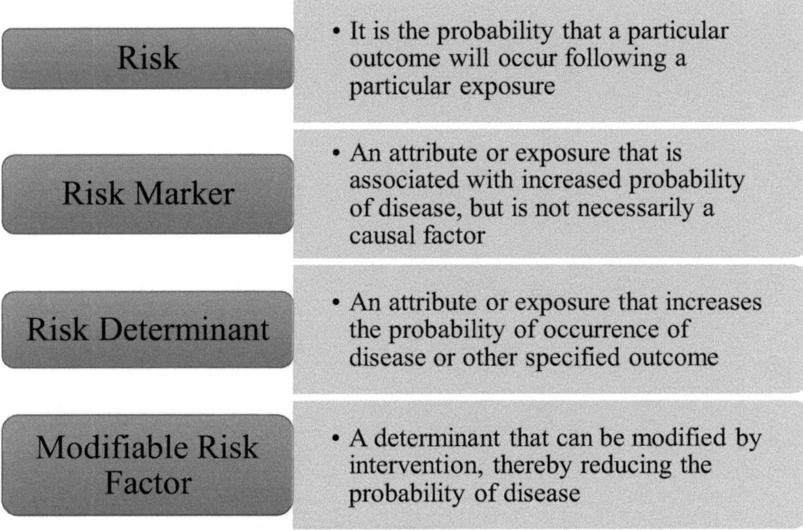

FACTOR DE RISCO - James D Beck (1996)

Um fator ambiental, comportamental ou biológico confirmado por uma sequência temporal, geralmente em estudos longitudinais, que, se presente, aumenta diretamente a probabilidade de ocorrência de uma doença e, se ausente ou removido, reduz essa probabilidade. Os factores de risco fazem parte da cadeia causal ou expõem o hospedeiro à cadeia causal. Quando a doença ocorre, a eliminação de um fator de risco pode não resultar numa cura.

GRUPOS DE RISCO DE CÁRIE

- Grupo etário de risco 1: Idades 1 - 3 anos
- Grupo etário de risco 2: Idade 5 - 8 anos
- Grupo etário de risco 3: idades entre os 11 e os 15 anos
- Grupo etário de risco 4: Jovens adultos e adultos (19 - 22 anos)
- Adultos mais velhos

Grupo etário de risco 1: Idades 1 - 3 anos

- As mães transmitem a esclerose múltipla aos filhos
- Bebidas açucaradas nos biberões durante a noite
- Má higiene oral, maus hábitos alimentares, contagem elevada de MS salivares, pouca/nenhuma exposição ao flúor, baixa escolaridade

Grupo etário de risco 2: Idade 5 - 8 anos

- Acumulação de placa bacteriana intensa nos primeiros molares em erupção
- A maturação secundária não está completa
- Proteção: Controlo intensificado da placa bacteriana, pasta de dentes com flúor, verniz com flúor e GIC para fissuras profundas

Grupo etário de risco 3: idades entre os 11 e os 15 anos

- Erupção dos segundos molares
- As superfícies proximais dos dentes posteriores recém-erupcionados são as mais susceptíveis à cárie
- Proteção: Medidas de controlo da placa bacteriana e utilização de agentes fluoretados

Grupo etário de risco 4: Jovens adultos e adultos (19 - 22 anos)

- Erupção dos terceiros molares (superfícies mesiais), fissuras profundas
- Alterações do estilo de vida e da alimentação

Adultos mais velhos

- Restaurações múltiplas
- Margens de retenção da placa
- Exposição da superfície radicular - cáries secundárias e radiculares

DENTES COM RISCO DE CÁRIE

Difícil de determinar, uma vez que a causa varia: Varia consoante as diferentes populações e países

- Idade
- Cáries dentárias
- Doença periodontal
- Causas iatrogénicas
- Trauma
- Terapia ortodôntica

- **Molares**: Os primeiros dentes a irromper e têm superfícies aproximadas mais largas - Maior risco de cáries dentárias
- **Incisivos mandibulares**: Menos susceptíveis à cárie dentária

SUPERFÍCIES COM RISCO DE CÁRIE

- Superfícies oclusais e aproximadas (face mesial dos segundos molares até à face distal dos primeiros molares)
- A superfície mesial mais larga dos primeiros molares é frequentemente exposta à microflora cariogénica quando os segundos molares irrompem

AVALIAÇÃO DO RISCO DE CÁRIE

- O risco de cárie dentária pode ser avaliado através da análise e integração de vários factores causais.
- Na prática diária, o risco de cárie é determinado de modo a avaliar o risco individual do paciente, identificar os principais factores causais e recomendar medidas preventivas específicas para as necessidades do indivíduo.
- A avaliação do risco de cárie durante o tratamento pode servir como um auxiliar de monitorização do sucesso do tratamento.

- São muito úteis para o rastreio de populações em programas preventivos comunitários, identificando crianças propensas a cáries que necessitam de cuidados preventivos mais intensivos.

A determinação do risco de cárie é importante para:

1. Avaliação dos factores etiológicos individuais das lesões cariosas existentes e da situação de risco de cárie.
2. A determinação repetida do risco de cárie permite avaliar o sucesso ou a necessidade de modificar as medidas preventivas.
3. As indicações de um risco aumentado de cárie em crianças específicas em programas preventivos comunitários permitirão a seleção de um programa preventivo individual, a fim de minimizar o desenvolvimento de lesões cariosas.

CLASSIFICAÇÃO

1. **Grupo de alto risco de cárie**: Um subgrupo da população que está em maior risco de adquirir cáries do que a população média
2. **Grupo de baixo risco de cárie**: Subgrupo da população com menor risco de adquirir cáries do que a população média
3. **Grupo de risco moderado de cárie**: Subgrupo com um número moderado de factores de risco de cárie dentária

FACTORES DE RISCO DE CÁRIE

1. Contagem de estreptococos mutans e lactobacilos
2. Placa dentária
3. Exposição a fluoretos
4. Snacking
5. Poços e fissuras
6. Estatuto socioeconómico
7. Fluxo salivar
8. Medicação Condição
9. Aparelho ortodôntico
10. Radioterapia

Low risk

- No new or incipient carious lesions in the past year

Moderate risk (any of the following)

- One new, incipient or recurrent carious lesion in the past year
- Deep or noncoalesced pits and fissures.
- High caries experience in siblings
- History of pit and fissure caries
- Early childhood caries
- Frequent sugar exposures
- Decreased salivary flow
- Compromised oral hygiene
- Irregular dental visits
- Inadequate fluoride exposure
- Proximal radiolucency

High risk

Two or more new, incipient or recurrent carious lesions in the past year, or two or more of the following:

- Deep or noncoalesced pits and fissures
- Siblings or parents with high caries rate
- History of pit and fissure caries
- Frequent sugar exposures
- Decreased salivary flow
- Compromised oral hygiene
- Irregular dental visits
- Inadequate fluoride exposure
- Proximal radiolucency

FACTORES NA AVALIAÇÃO DO RISCO DE CÁRIE - ADULTOS

Low risk

No new or incipient lesion

Moderate risk (any of the following)

- One to two new, incipient or recurrent carious lesions during the past three years
- History of numerous or severe caries
- Deep or noncoalesced pits and fissures
- Frequent sugar exposures
- Decreased salivary flow
- Irregular dental visits
- Inadequate fluoride exposure

High risk

Three or more carious lesions in the past three, or two or more of the following:

- History of numerous or severe caries
- Deep or noncoalesced pits and fissures
- Frequent sugar exposures
- Decreased salivary flow
- Irregular dental visits
- Inadequate fluoride exposure
- Compromised oral hygiene

FACTORES DE RISCO DE CÁRIE

- Os factores de risco de cárie são descritos como razões biológicas que causam ou promovem a doença de cárie atual ou futura.
- Devido à sua natureza patológica, os factores de risco podem também servir como explicação do que pode ser corrigido para melhorar o desequilíbrio existente

O modelo de desequilíbrio da cárie denota três factores de risco que são apoiados na literatura como causadores de cárie dentária:

1. Bactérias, ou seja, bactérias acidogénicas ou cariogénicas
2. Ausência de saliva, ou seja, hipossalivação ou hipofunção salivar
3. Hábitos como a ingestão frequente de hidratos de carbono fermentáveis e uma má higiene oral.

BACTÉRIAS

- A doença da cárie dentária é causada por bactérias e, uma vez que as lesões cariosas são sintomas de fase tardia da doença, a avaliação dos resultados microbiológicos ajudaria os clínicos a implementar intervenções precoces para ajudar a travar a doença.
- Resultados superiores a 10^5 UFC de Estreptococos Mutans e Lactobacilos revelam um risco elevado de futura doença de cárie

SALIVA

- Os componentes salivares ajudam a modular a fixação bacteriana no biofilme da placa bacteriana, o pH e a capacidade de tamponamento da saliva, as propriedades antibacterianas e a remineralização e desmineralização da superfície dentária.
- Sem saliva adequada, a eliminação oral de alimentos açucarados ou ácidos será mais longa e haverá menos ureia disponível para ajudar a aumentar o pH do biofilme da placa bacteriana.

DIETA

- A alimentação afecta o pH, a quantidade e a qualidade da saliva.

- A sacarose e outros hidratos de carbono fermentáveis são decompostos pelas enzimas salivares e reduzem o pH da saliva e do biofilme da placa bacteriana.
- As propriedades físicas dos alimentos e a frequência de ingestão influenciam a cariogenicidade da dieta do doente.

Factores considerados significativamente relacionados com a prevalência e/ou incidência de cáries em dentes decíduos em crianças com idade igual ou inferior a 6 anos:

1. Sexo: Masculino
2. Elevada frequência de dieta açucarada
3. Poucas horas de sono infantil
4. A mãe escova os dentes de forma irregular e não usa fio dental
5. Amamentação nocturna
6. Contagem de estreptococos e lactobacilos (> 105)
7. Factores considerados significativamente relacionados com a prevalência e/ou incidência de cáries em dentes decíduos em crianças com idade igual ou inferior a 6 anos:
8. Baixa escolaridade dos pais
9. Baixo nível de fluoreto na água
10. Pontuação gengival elevada dos pais
11. Pontuações mais elevadas de DMFS da mãe e do pai
12. Falta de controlo pediátrico
13. Irregularidade da assistência dentária
14. Tabagismo materno
15. Medicamento adoçado ao deitar
16. Chupeta > 24 meses

Harris R, Nicoll AD, Adair PM, Pine CM. Factores de risco para a cárie dentária em crianças pequenas: uma revisão sistemática da literatura. Community Dent Health 2004; 21(1 Suppl): 71-85.

Os potenciais factores de risco para a cárie dentária em crianças com menos de sete anos de idade incluem: higiene oral, dieta, exposição bacteriana, estatuto socioeconómico, factores relacionados com a amamentação e o biberão, exposição ao flúor e tabagismo dos pais.

Rede de Diretrizes Intercolegiais Escocesas (SIGN). Dental interventions to prevent caries in children (Intervenções dentárias para prevenir cáries em crianças). Edinburgh: SIGN; 2014. (Publicação SIGN nº 138). [março de 2014]. Disponível em URL: http://www.sign.ac.uk

- A presença destes factores não é necessariamente preditiva de cárie. Uma criança parece estar em maior risco de cárie se adquirir estreptococos mutans orais numa idade jovem.
- Um nível elevado de estreptococos mutans orais pode ser parcialmente compensado por outros factores, como uma boa higiene oral e uma dieta não cariogénica.

Factores de risco microbiológicos:

- A cárie em crianças pequenas está associada a níveis orais elevados de estreptococos mutans.

Factores de risco sociodemográficos:

- A cárie é mais prevalente em crianças de famílias com baixo estatuto socioeconómico.
- Os bebés que vivem em áreas de elevada privação têm significativamente mais cáries do que os de áreas mais ricas.

Experiência anterior em cáries:

- As crianças com experiência anterior de cárie correm um risco acrescido de cárie futura.

Influência do estado de saúde oral dos pais:

- Não se provou que a presença de cárie ativa materna, de estreptococos mutans orais ou de um consumo materno elevado de sacarose sejam indicadores preditivos do risco de cárie nas crianças.

- A privação dos pais é um indicador de risco para o desenvolvimento de cáries nos seus filhos.

FACTORES RELEVANTES PARA A AVALIAÇÃO DA CÁRIE DENTÁRIA

1. Dados clínicos
2. Hábitos alimentares
3. Historial médico
4. História social
5. Controlo da placa
6. Saliva
7. Fluoretos

ACTIVIDADE DE CÁRIE

- A atividade de cárie é uma medida da velocidade de progressão de uma lesão cariosa.
- Retrospetivamente, pode ser determinada como a incidência de cáries, ou seja, novas lesões cariosas ao longo do tempo de um indivíduo ou população.

SUSCEPTIBILIDADE À CÁRIE

- Esta é a suscetibilidade (ou resistência) de um dente a um ambiente produtor de cáries.
- O risco de desenvolver uma lesão varia consoante o dente, a sua localização, as superfícies, a exposição prévia ao flúor, etc.

SIGNIFICADO DA AVALIAÇÃO DO RISCO DE CÁRIE

1. A prevalência e a incidência de cáries influenciam a previsibilidade da avaliação do risco de cárie
2. A identificação de indivíduos com elevado risco de cárie é relativamente exacta quando se trata de crianças e adolescentes e quando estão disponíveis dados de base suficientes.

3. A situação é diferente no que respeita aos adultos, pois estes recebem mais tratamentos dentários, mas carecem de programas de prevenção.
4. Uma vez que a cárie secundária é a causa mais frequente de substituição de restaurações e que a cárie radicular se torna um problema para os adultos, a avaliação do risco de cárie e, quando necessário, a intervenção preventiva também é necessária para os adultos.

Avaliação do risco de cárie:

- Prever o desenvolvimento futuro de cáries antes do início clínico da doença
- Realizado para introduzir medidas antes de se terem estabelecido lesões irreversíveis

Testes de atividade de cárie:

- Estima os estados reais de atividade da doença
- Realizado para decidir e monitorizar um tratamento correto e eficaz

TESTES DE ACTIVIDADE DE CÁRIE

- Os testes de atividade de cárie baseiam-se no conceito de uma infeção odontopática específica, sendo o principal organismo causador o Streptococci mutans.
- A sua predominância é atribuída à sua natureza acidogénica, após vantagens selectivas de crescimento em relação a outros organismos não tolerantes a ácidos
- O método mais comum utilizado para identificar as pessoas susceptíveis à cárie consiste em estimar o número de bactérias cariogénicas, como os lactobacilos e os estreptococos mutans, em amostras de saliva ou de placa bacteriana colhidas do paciente

Stolpe JR (1970) classificou os testes de atividade de cárie em 3 categorias:

1. Testes relativos às propriedades químicas da saliva
2. Testes relativos aos constituintes bacterianos da saliva
3. Testes que medem certas alterações das propriedades químicas produzidas pelo metabolismo bacteriano

Utilizações:

1. Estabelecer um nível de referência de agentes patogénicos cariogénicos como base para avaliação e aconselhamento futuros.
2. Assegurar um baixo nível de atividade de cárie antes de iniciar quaisquer procedimentos extensivos.
3. Modificar o comportamento do doente como parte do aconselhamento para restringir a ingestão de sacarose.

Vantagens:

1. Identificação da população de alto risco para a cárie dentária e instituição de medidas preventivas eficazes.
2. Análise aprofundada da progressão da cárie pelos investigadores e desenvolvimento de melhores medidas de controlo.
3. Diminui a suscetibilidade à cárie a nível individual.

Critérios para um teste de atividade de cárie ideal:

1. Deve ser simples e pouco dispendioso
2. Deve ser válido

3. Deve ser reproduzível
4. Deve ser sensível
5. Deve ser mensurável
6. Deve ser não invasivo e aplicável a qualquer contexto clínico

TESTES DE ACTIVIDADE DE CÁRIE

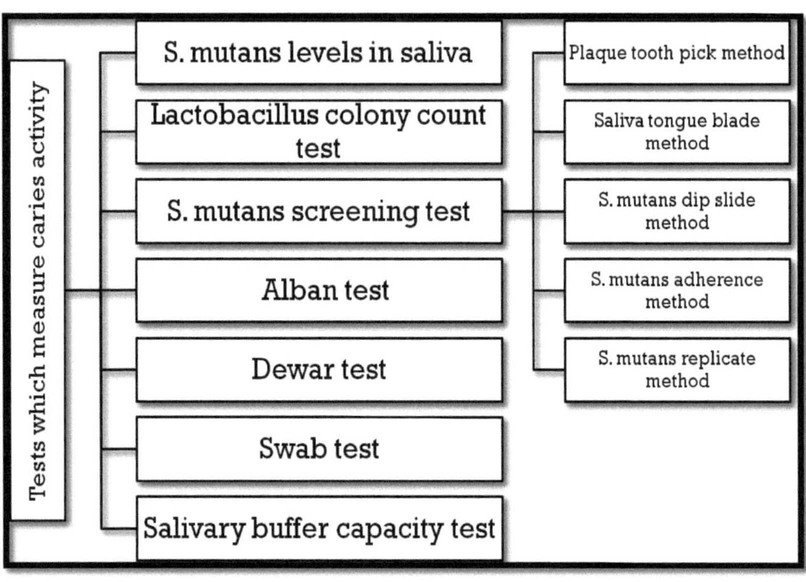

TESTES DE SUSCEPTIBILIDADE À CÁRIE

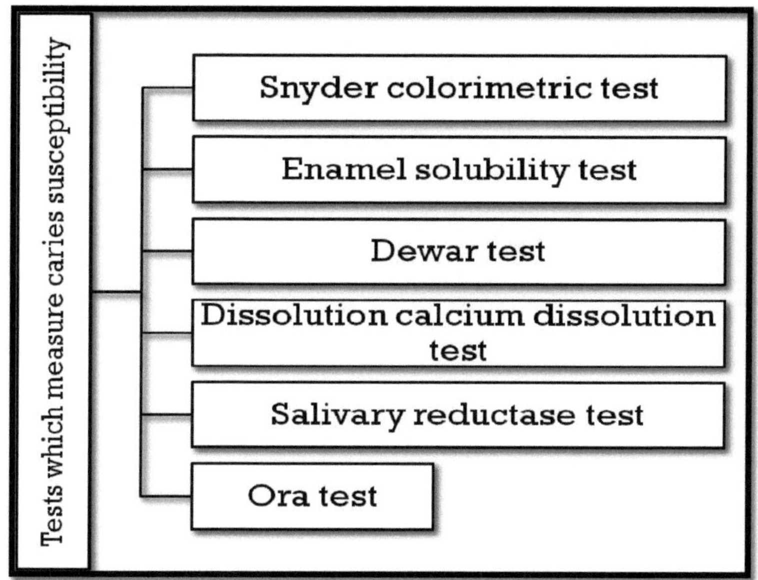

TESTE DE CONTAGEM DE COLÓNIAS DE LACTOBACILOS

Princípio em causa:

Estimativa do número de bactérias acidogénicas na saliva do doente através da contagem do número de colónias que aparecem em placas de ágar (pH 5,0) após inoculação com uma amostra de saliva.

Procedimento:

1. O doente mastiga um pequeno pedaço de parafina.
2. A saliva que se acumula nos 3 minutos seguintes é recolhida num recipiente esterilizado e bem agitada.
3. A amostra de saliva é diluída para uma diluição de 1:10 com solução salina estéril e, em seguida, para diluições de 1:100.
4. Espalhar 0,4 ml de cada diluição na superfície de uma placa de ágar contendo 20 ml de ágar liquefeito arrefecido (placas de ágar SL de Rogosa).
5. Contagem de colónias utilizando um contador de colónias equipado com luz brilhante e uma lupa grande.

6. O número de lactobacilos por mm de saliva é calculado multiplicando o número de colónias na placa pelo fator de diluição.

No. of organisms/cc	Symbolic designation	Degree of caries activity
0-1000	+/-	Little or none
1000-5000	+	Slight
5000-10,000	++	Moderate
>10,000	+++ or ++++	Marked

Vantagens:

1. Útil para monitorizar a eficácia da dentisteria de restauração.
2. Simples de realizar.
3. Útil como teste de rastreio da atividade de cárie em grandes grupos.

Desvantagens:

1. Não é exato para prever o aparecimento de cáries.
2. Não exclui completamente o crescimento de outros organismos.
3. As contagens que envolvem indivíduos isolados não são tão fiáveis.
4. O teste demora alguns minutos, mas os resultados demoram vários dias.
5. A contagem é um processo fastidioso.

NÍVEL DE STREPTOCOCCUS MUTANS NA SALIVA

Princípio em causa:

- Mede o número de unidades formadoras de colónias de S.mutans por unidade de volume de amostras de saliva ou placa bacteriana de locais discretos, como fissuras oclusais e áreas proximais.
- A incubação é feita em Mitis Salivarius Agar (MSA), um meio seletivo para estreptococos com adição de uma concentração elevada de sacarose (20%) e 0,2 U de bacitracina (MSB), que suprime o crescimento da maioria das colónias não-S.mutans.

Procedimento:

1. Recolha de amostras através da utilização de lâminas de língua (espátulas de madeira).
2. As lâminas da língua são depois pressionadas contra o MSB Agar.
3. Incubação a 37°C durante 48 horas numa mistura gasosa de 95:5% de CO . $_2$
4. Interpretação: Os níveis de Streptococcus mutans > 10^5 /ml de saliva são inaceitáveis.

Vantagem:

1. Útil no controlo das cáries, uma vez que os S.mutans são os principais agentes causadores.

Desvantagens:

2. Dificuldade em distinguir entre um estado de portador e uma infeção cariogénica.
3. S.mutans pode constituir menos de 1% da flora total da placa bacteriana.

TESTE DE DESPISTAGEM DO STREPTOCOCCUS MUTANS

Método de remoção de placa bacteriana / dente:

Princípio em causa:

1. Rastreio simples de amostras diluídas de placas semeadas num meio de cultura seletivo.
2. "Rastreio semi-quantitativo da placa dentária para S.mutans"

Equipamentos:

1. Palitos esterilizados
2. Solução de ringer esterilizada (5 ml)
3. Laço de platina
4. Placas de ágar Mitis Salivarius (MSA) com sulfadimetina

Procedimento:

1. As amostras de placa são recolhidas dos terços gengivais das superfícies dentárias vestibulares, uma de cada quadrante, e colocadas em solução de Ringer.
2. A amostra é agitada até homogeneizar.
3. A suspensão da placa é esticada através de placas MSA.
4. Incubação aeróbica a 37°C durante 72 horas.
5. As culturas são examinadas e o total de colónias em 10 campos é registado.

Método da saliva / lâmina de língua

Princípio em causa:

Estimativa do número de S.mutans na saliva estimulada por parafina quando cultivada em ágar Mutans Salivarius Bacitracin (MSB).

Equipamentos:

1. Cera de parafina
2. Lâminas de língua esterilizadas
3. Placa de Petri descartável contendo ágar MSB

Procedimento:

1. Os sujeitos mastigam um pedaço de cera de parafina durante um minuto para deslocar os microrganismos da placa bacteriana, para aumentar a sua proporção na saliva.
2. As lâminas esterilizadas da língua são rodadas na boca 10 vezes para que ambos os lados sejam completamente inoculados com a flora do indivíduo.
3. As lâminas da língua são então pressionadas em ágar MSB.
4. A incubação é efectuada a 37°C.
5. O número de colónias é contado.

Vantagens:

1. Método simples e prático para estudos de campo, uma vez que não há necessidade de meios de transporte/diluição.
2. Adequado para utilização em estudos com crianças em idade escolar.

TESTE DE DESPISTAGEM DO STREPTOCOCCUS MUTANS

Método Dip-Slide (Dentocult-SM) para a contagem de S.Mutans

Princípio em causa:

Estimativa dos níveis de Streptococcus mutans na saliva.

Procedimento:

1. A saliva estimulada por parafina não diluída é vertida numa lâmina de plástico especial, revestida com MSA (Ágar Mitis Salivarius) contendo 20% de sacarose.
2. Humedece-se bem a superfície do ágar e deixa-se escorrer o excesso de saliva.
3. Colocam-se dois discos com 5 µg de bacitracina no ágar, separados por 20 mm.
4. A lâmina é apertada firmemente num tubo de cobertura e incubada a 37°C durante 48 horas num frasco de vela selado.

Interpretação:

- **Pontuação 1 = Baixa**: As colónias são discretas e podem ser facilmente contadas com uma ampliação de 15X, sendo a contagem total de UFC dentro das zonas de inibição inferior a 200.
- **Pontuação 2 = Média**: As colónias são discretas e o número na zona de inibição é superior a 200 e ampliação de 32X.
- **Pontuação 3 = Elevada**: As colónias são minúsculas e cobrem quase total ou totalmente a zona de inibição, sendo o número de colónias incontrolável mesmo com uma ampliação de 32X.

TESTE DE CAPACIDADE TAMPÃO SALIVAR

Princípio em causa:

- A capacidade tampão pode ser quantificada utilizando um medidor de pH ou indicadores de cor.
- Este teste mede o número de mililitros de ácido necessários para baixar o pH da saliva através de um intervalo de pH arbitrário (6 a 7) ou a quantidade de ácido ou base necessária para levar os indicadores de cor ao seu ponto final.

Equipamentos:

1. Equipamento de titulação

2. 0,05 N ácido lático
3. 0,05 N base
4. Frascos de vidro esterilizados contendo uma pequena quantidade de óleo

Procedimento:

1. São colhidos 10 ml de saliva estimulada pelo menos 1 hora depois de comer.
2. Medem-se 5 ml para um copo.
3. Depois de corrigir o medidor de pH para a temperatura ambiente, o pH da saliva é ajustado para 7,0 por adição de ácido lático ou base.
4. Adiciona-se então ácido lático à amostra até se atingir um pH de 6,0.
5. O número de ml de ácido lático necessário para reduzir o pH de 7,0 para 6,0 é uma medida da capacidade tampão.

Interpretação:

1. "Relação inversa entre a capacidade tampão da saliva e a atividade de cárie".
2. A saliva de indivíduos cuja boca contém um número considerável de lesões cariosas tem frequentemente uma capacidade tampão ácida inferior à saliva daqueles que estão relativamente livres de cáries.

Vantagens: Simples de efetuar.

Desvantagem: Não se correlaciona adequadamente com a atividade de cárie.

ENSAIO CALORIMÉTRICO DE SNYDER

Princípio em causa:

1. Mede a capacidade dos microrganismos salivares para formar ácido orgânico a partir de um meio de hidratos de carbono.
2. O meio contém um corante indicador "verde de bromocresol", que muda de cor de verde para amarelo quando o pH muda de 5,4 para 3,8.
3. Mede indiretamente o número de organismos acidúricos e acidogénicos na saliva.

Procedimento:

1. 0,2 ml de saliva estimulada, recolhida através da mastigação de parafina antes do pequeno-almoço, é cuidadosamente misturada com 10 ml de meio de ágar derretido num tubo de ensaio (arrefecido a 50°C).
2. Deixar solidificar e depois incubar a 37°C.
3. A quantidade de ácido produzido pelos organismos acidogénicos é detectada por alterações no indicador de pH e é comparada com um tubo de controlo não inoculado após 24, 48 e 72 horas.
4. A taxa de mudança de cor, de verde para amarelo, é indicativa do grau de atividade da cárie.

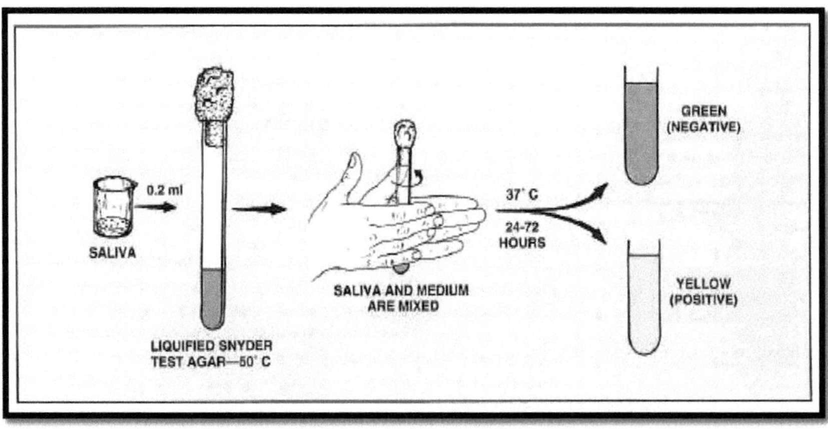

Interpretation

If the colour is yellow-

Time	Color	Caries susceptibility
24 hours	Yellow	Marked
48 hours	Yellow	Definite
72 hours	Yellow	Limited

If the colour is green-

Time	Color	Caries susceptibility
24 hours	Green	Continue the test
48 hours	Green	Continue the test
72 hours	Green	Caries inactive

Vantagens:

1. Relativamente simples de realizar.
2. Os testes são úteis para avaliar o desafio cariogénico.
3. É necessário apenas um tubo e não são necessárias diluições em série.

Desvantagens:

1. Demora muito tempo.
2. Por vezes, as mudanças de cor não são tão claras.

TESTE DE LAVAGEM

Princípio em causa: O mesmo que o teste de Snyder.

Procedimento:

1. A flora oral é recolhida por esfregaço das superfícies bucais dos dentes com um aplicador de algodão, que é posteriormente incubado no meio.
2. A alteração do pH após 48 horas de incubação é lida num medidor de pH ou a alteração de cor é lida através da utilização de um comparador de cor.

pH	Caries activity
4.1 or <4.1	Marked
4.2-4.4	Active
4.5-4.6	Slightly active
4.6 or >4.6	Caries inactive

Vantagens: Útil na previsão de aumentos ou alterações de cáries, particularmente em crianças, uma vez que não é necessária a recolha de saliva.

TESTE DE ALBANS

Trata-se de um substituto simplificado do teste Snyder.

Princípio em causa: O mesmo que o teste de Snyder.

Para preparar o meio de teste Alban, são necessários materiais:

1. Ágar de teste Snyder
2. Uma balança pequena, para medir 60 gramas
3. Um copo Pyrex de 2 litros, para derreter o meio
4. Um funil, para distribuir o meio em tubos de ensaio
5. 100 tubos de ensaio de 16 mm com tampa de rosca

Procedimento:

1. Colocam-se 60 g de ágar teste Snyder em 1 litro de água e leva-se a suspensão a ferver em lume brando.
2. Depois de bem derretido, o ágar é distribuído em cerca de 5 ml por tubo.
3. Estes tubos devem ser autoclavados durante 15 minutos.
4. Depois arrefece-se e guarda-se no frigorífico.

Passos:

1. São retirados do frigorífico 2 tubos de meio Alban.
2. Pede-se ao doente que expectore uma pequena quantidade de saliva diretamente para os tubos.

3. Os tubos são rotulados e incubados a 37°C (98,6°F) durante um máximo de 4 dias.
4. Os tubos são observados diariamente para:
   a. Mudança de cor de verde-azulado (pH 5) para amarelo claro (pH 4 ou inferior)
   b. A profundidade no meio em que a alteração ocorreu.
5. Os resultados diários recolhidos durante um período de 4 dias são registados na ficha do doente.

Inferências:

1. As leituras negativas durante todo o período de incubação são assinaladas como - Negativo.
2. Todas as outras leituras são rotuladas - Positivo (+, + + +, + + + + ou + + + + +)
3. Uma mudança mais lenta ou uma mudança de cor menor (em comparação com o teste anterior) é rotulada como - Melhorado.
4. Uma mudança de cor mais rápida ou mais pronunciada (em comparação com o teste anterior) é rotulada como - Pior.
5. Quando as leituras consecutivas são quase idênticas, rotuladas como - Sem alteração.

Level of color change	Scoring
No change	¾
Beginning of color change (from top)	+
One half color change (from top)	+ +
Three forth color change (from top)	+ + +
Total color change to yellow	+ + + +

Vantagens:

1. Utilização de um meio um pouco mais macio que permita a difusão da saliva e dos ácidos sem necessidade de derreter o meio.
2. Utilização de um procedimento de amostragem mais simples em que o doente expectora diretamente para tubos que contêm o meio.
3. Baixo custo.
4. Valor motivacional (ideal para a educação).

5. Bom para indicar a inatividade da cárie.

Desvantagens:

1. É necessário mais armamentaria.
2. Baseado na avaliação subjectiva de uma mudança de cor que muitas vezes não é clara.

TESTE DA REDUTASE SALIVAR

Princípio em causa:

Mede a atividade da enzima redutase presente nas bactérias salivares, utilizando um corante Diazo-resorcinol.

Procedimento:

1. A saliva é recolhida num recipiente de plástico.
2. A amostra é então misturada com o corante.
3. A condutibilidade da cárie é medida pela mudança de cor, observada após 15 minutos.

Interpretação: A avaliação baseia-se na mudança de cor

Color	Time	Score	Caries activity
Blue	15 min.	1	Non conducive
Orchid	15 min.	2	Slightly conducive
Red	15 min.	3	Moderately conducive
Red	Immediately	4	Highly conducive
Pink or White	Immediately	5	Extremely conducive

Vantagens: Resultados rápidos, uma vez que não é necessário um período de incubação.

Desvantagem: Os resultados dos testes variam com o tempo, após a ingestão de alimentos e após a escovagem.

ENSAIO DE DISSOLUÇÃO DE CÁLCIO FOSDICK

Princípio em causa:

Medição da quantidade de esmalte em pó dissolvido em 4 horas pelo ácido formado, quando a saliva do paciente é misturada com glucose e esmalte em pó.

Procedimento:

1. A saliva é estimulada pedindo ao doente para mascar pastilha elástica ou parafina.

2.5 ml de saliva são recolhidos.

2. Uma parte é utilizada para analisar o teor de cálcio.
3. O restante é transferido para um tubo de ensaio estéril de 8 polegadas, ao qual se adiciona 0,1 g de esmalte em pó.
4. O tubo de ensaio é fechado e agitado durante 4 horas à temperatura corporal.
5. Em seguida, analisa-se o teor de cálcio.
6. Quando a parafina é utilizada para estimular a saliva, adiciona-se 5% de glucose.

Interpretação: A quantidade de cálcio aumenta à medida que a atividade da cárie aumenta.

Desvantagens:

- Requer equipamento complexo e pessoal qualificado
- Caro.

TESTE DEWAR

Princípio de funcionamento: O mesmo que o ensaio de dissolução de cálcio de Fosdick.

Procedimento: Igual ao teste de dissolução de cálcio de Fosdick, a diferença é que no teste de Dewar mede-se o pH final após 4 horas, em vez da quantidade de cálcio dissolvido.

LIMITAÇÕES DOS ACTUAIS TESTES DE ACTIVIDADE DE CÁRIE

- Uma vez que os testes de atividade de cárie medem um único parâmetro, como a produção de ácido ou a contagem de colónias de espécies bacterianas, nenhum destes testes é um indicador altamente fiável dos aumentos de cárie esperados.
- A maior parte dos testes são demorados.

TESTE ORA

- O Oratest baseia-se na taxa de esgotamento do oxigénio pelos microorganismos.
- Em condições aeróbias, a enzima bacteriana - desidrogenase aeróbica - transfere electrões ou protões para o oxigénio.

- Quando o oxigénio é utilizado pelos organismos aeróbios e se atinge um ambiente anaeróbio, o azul de metileno [indicador redox] actua como um aceitador de electrões e é reduzido a azul de leucometileno.
- A atividade metabólica do microrganismo aeróbio é reflectida pela redução do azul de metileno a azul de leucometileno.
- O teste baseia-se no enxaguamento da boca com leite esterilizado, que desaloja os microrganismos e produz também um substrato para o seu metabolismo posterior.
- A formação de azul de leucomtileno pode ser facilmente observada devido à cor branca do leite.

Advantages

1. Simple, inexpensive, non-invasive, less time consuming, reproducible and requiring no trained personnel.
2. Use to monitor mouth rinse regime, denture hygiene, gingival inflammation and plaque levels.
3. Good educational and motivational tool for patients, school and community dental health programs.
4. Vehicle of the test is nontoxic (milk)
5. Anticipate the onset of caries
6. Results can provide the dentist to command the patients to reinforce motivation, plaque control and behavior.

Disadvantages

1. It does not identify a specific group of organism in a specific disease.
2. It cannot accurately differentiate between the healthy state and between initial and progressive carious lesion
3. It does not approach dental caries in a holistic manner like other caries activity tests.
4. Lack of specificity since positive observation can be obtained in gingivitis and other oral ailments.

CARIOSTATO

- Um teste colorimétrico de atividade microbiológica da cárie
- Este teste de atividade de cárie utiliza um líquido semi-sintético que contém sacarose, triptose, um inibidor de crescimento de bactérias gram-negativas, e indicadores verde de bromcresol e púrpura de bromcresol.

- O teste avalia a produção de ácido pelas bactérias cariogénicas e, assim, avalia indiretamente a atividade da cárie.
- O teste Cariostat é superior ao teste de Snyder, especialmente pelo facto de os seus resultados estarem relacionados de forma mais significativa com o aumento de novas lesões cariosas.

Score	Colour	pH
0	Blue	6.8
1	Green	5.2
2	Yellow green	4.7
3	Yellow	3.6

TESTE DE RISCO DE CÁRIE (BACTÉRIAS)

Embalagem:

- Pastilha de parafina
- Pipeta
- Placa retangular contendo dois meios de cultura selectivos sólidos, um para LB e outro para MS. Estes foram cobertos com uma película fina que protege os meios de cultura contidos num tubo com tampa de rosca
- Comprimido de $NaHCO_3$

Procedimento:

- Retirar do tubo a placa retangular que contém o meio de cultura.
- Em seguida, a pastilha de NaHCO3 deposita-se no fundo do tubo.
- Em contacto com a saliva, a produção de CO2 a partir da pastilha de NaHCO3 proporcionará condições favoráveis ao crescimento de LB e MS.
- As películas protectoras serão separadas do meio de cultura e banhadas com saliva estimulada de ambos os lados, utilizando a pipeta; esta ação é realizada no tubo que contém a placa, com a intenção de que a saliva que escorre do meio de cultura ensope a pastilha
- O tubo é finalmente fechado de forma segura e depositado numa incubadora a 37^0 C durante 48 horas.

- Os indivíduos serão considerados como tendo um elevado risco de cárie com $>10^5$ CFU/ml e um baixo risco de cárie com $<10^5$ CFU/ml para cada microrganismo.

Indicações:

- Determinação de estreptococos mutans e lactobacilos na saliva para avaliar o estado de risco de cárie

Vantagens:

1. Identificação de estreptococos mutans e lactobacilos
2. Elevada seletividade
3. Resultados fiáveis

Vantagens para a equipa de prática:

1. Teste exaustivo para determinar o estado de risco de cárie
2. A base do tratamento direcionado
3. Intervalos de recolha individualizados para a manutenção dos dentes a longo prazo

FERRAMENTA DE AVALIAÇÃO DO RISCO DE CÁRIE

- Índice da taxa de formação de placas (PFRI)
- Ferramenta de avaliação do risco de cárie (CAT)
- Gestão da cárie por avaliação do risco (CAMBRA)
- Cariograma
- Modelo de avaliação do risco de cárie de Dundee (DCRAM)
- Ferramenta de avaliação do risco de cárie do First Dental Home, Texas

ÍNDICE DE TAXA DE FORMAÇÃO DE PLACAS (PFRI)

- O Índice de Taxa de Formação de Placa (PFRI) de Axelsson (1991) descreve a acumulação de placa dentária 24 horas após uma limpeza dentária profissional.
- Este índice pode ajudar a identificar os pacientes com maior risco de cárie.

Procedimento:

1. Os dentes são limpos por um profissional.
2. O doente não escova nem limpa os dentes durante as 24 horas seguintes.
3. 24 horas após a limpeza, os dentes são examinados para verificar se existe placa bacteriana aderente.

Superfícies examinadas em cada dente (6):

1. Mesiobucalmente
2. Bucal
3. Distobucalmente
4. Mesiolingualmente
5. Lingualmente
6. Distolingualmente

$$\textbf{PFRI} = \frac{\text{Número total de superfícies com placa}}{[(\text{Número de dentes examinados}) * (\text{6 superfícies examinadas})]}$$

Interpretação:

- PFRI mínimo: 0%.

- Máximo de PFRI: 100%.

INSTRUMENTO DE AVALIAÇÃO DO RISCO DE CÁRIE (CAT)

- Academia Americana de Odontopediatria AAPD
- O CAT fornece um meio de classificar o risco de cárie dentária num determinado momento e, por conseguinte, deve ser aplicado periodicamente para avaliar as alterações no estado de risco de um indivíduo.
- O CAT destina-se a ser utilizado quando as diretrizes clínicas exigem a avaliação do risco de cárie.
- As decisões relativas à gestão clínica da cárie são, no entanto, deixadas aos dentistas qualificados.
- NÃO faz um diagnóstico.
- O CAT pode ser utilizado tanto por pessoal dentário como por pessoal não dentário.
- No entanto, os clínicos que utilizam o CAT devem estar familiarizados com a apresentação clínica da cárie dentária e com os factores relacionados com o início e a progressão da cárie.

Formulário de avaliação do risco de cárie para crianças dos 0 aos 3 anos de idade (para médicos e outros prestadores de cuidados de saúde não dentários)

Factors	High Risk	Low Risk
Biological		
Mother/primary caregiver has active cavities	Yes	
Parent/caregiver has low socioeconomic status	Yes	
Child has >3 between meal sugar-containing snacks or beverages per day	Yes	
Child is put to bed with a bottle containing natural or added sugar	Yes	
Child has special health care needs	Yes	
Child is a recent immigrant	Yes	
Protective		
Child receives optimally-fluoridated drinking water or fluoride supplements		Yes
Child has teeth brushed daily with fluoridated toothpaste		Yes
Child receives topical fluoride from health professional		Yes
Child has dental home/regular dental care		Yes
Clinical Findings		
Child has white spot lesions or enamel defects	Yes	
Child has visible cavities or fillings	Yes	
Child has plaque on teeth	Yes	

Circling those conditions that apply to a specific patient helps the health care worker and parent understand the factors that contribute to or protect from caries. Risk assessment categorization of low or high is based on preponderance of factors for the individual. However, clinical judgment may justify the use of one factor (eg, frequent exposure to sugar containing snacks or beverages, visible cavities) in determining overall risk.

Overall assessment of the child's dental caries risk: High ❐ Low ❐

Formulário de avaliação do risco de cárie para crianças dos 0 aos 5 anos de idade (para prestadores de cuidados dentários)

Factors	High Risk	Moderate Risk	Low Risk
Biological			
Mother/primary caregiver has active caries	Yes		
Parent/caregiver has low socioeconomic status	Yes		
Child has >3 between meal sugar-containing snacks or beverages per day	Yes		
Child is put to bed with a bottle containing natural or added sugar	Yes		
Child has special health care needs		Yes	
Child is a recent immigrant		Yes	
Protective			
Child receives optimally-fluoridated drinking water or fluoride supplements			Yes
Child has teeth brushed daily with fluoridated toothpaste			Yes
Child receives topical fluoride from health professional			Yes
Child has dental home/regular dental care			Yes
Clinical Findings			
Child has >1 decayed/missing/filled surfaces	Yes		
Child has active white spot lesions or enamel defects	Yes		
Child has elevated mutans streptococci levels	Yes		
Child has plaque on teeth		Yes	

Circling those conditions that apply to a specific patient helps the practitioner and parent understand the factors that contribute to or protect from caries. Risk assessment categorization of low, moderate, or high is based on preponderance of factors for the individual. However, clinical judgment may justify the use of one factor (eg, frequent exposure to sugar-containing snacks or beverages, more than one dmfs) in determining overall risk.

Overall assessment of the child's dental caries risk: High ❒ Moderate ❒ Low ❒

Formulário de avaliação do risco de cárie para crianças com ≥6 anos de idade (para prestadores de cuidados dentários)

Factors	High Risk	Moderate Risk	Low Risk
Biological			
Patient is of low socioeconomic status	Yes		
Patient has >3 between meal sugar-containing snacks or beverages per day	Yes		
Patient has special health care needs		Yes	
Patient is a recent immigrant		Yes	
Protective			
Patient receives optimally-fluoridated drinking water			Yes
Patient brushes teeth daily with fluoridated toothpaste			Yes
Patient receives topical fluoride from health professional			Yes
Additional home measures (eg, xylitol, MI paste, antimicrobial)			Yes
Patient has dental home/regular dental care			Yes
Clinical Findings			
Patient has ≥1 interproximal lesions	Yes		
Patient has active white spot lesions or enamel defects	Yes		
Patient has low salivary flow	Yes		
Patient has defective restorations		Yes	
Patient wearing an intraoral appliance		Yes	

Circling those conditions that apply to a specific patient helps the practitioner and patient/parent understand the factors that contribute to or protect from caries. Risk assessment categorization of low, moderate, or high is based on preponderance of factors for the individual. However, clinical judgment may justify the use of one factor (eg, ≥1 interproximal lesions, low salivary flow) in determining overall risk.

Overall assessment of the dental caries risk: High ❒ Moderate ❒ Low ❒

Protocolo de gestão de cáries para crianças de 1 a 2 anos

Risk Category	Diagnostics	Interventions Fluoride	Diet	Restorative
Low risk	– Recall every six to12 months – Baseline MS[α]	– Twice daily brushing	Counseling	– Surveillance[χ]
Moderate risk parent engaged	– Recall every six months – Baseline MS[α]	– Twice daily brushing with fluoridated toothpaste[β] – Fluoride supplements[δ] – Professional topical treatment every six months	Counseling	– Active surveillance[ξ] of incipient lesions
Moderate risk parent not engaged	– Recall every six months – Baseline MS[α]	– Twice daily brushing with fluoridated toothpaste[β] – Professional topical treatment every six months	Counseling, with limited expectations	– Active surveillance[ξ] of incipient lesions
High risk parent engaged	– Recall every three months – Baseline and follow up MS[α]	– Twice daily brushing with fluoridated toothpaste[β] – Fluoride supplements[δ] – Professional topical treatment every three months	Counseling	– Active surveillance[ξ] of incipient lesions – Restore cavitated lesions with ITR[ϕ] or definitive restorations
High risk parent not engaged	– Recall every three months – Baseline and follow up MS[α]	– Twice daily brushing with fluoridated toothpaste[β] – Professional topical treatment every three months	Counseling, with limited expectations	– Active surveillance[ξ] of incipient lesions – Restore cavitated lesions with ITR[ϕ] or definitive restorations

Protocolo de gestão de cáries para crianças dos 3 aos 5 anos de idade

Risk Category	Diagnostics	Interventions Fluoride	Diet	Sealants[λ]	Restorative
Low risk	– Recall every six to 12 months – Radiographs every 12 to 24 months – Baseline MS[α]	– Twice daily brushing with fluoridated toothpaste[γ]	No	Yes	– Surveillance[χ]
Moderate risk parent engaged	– Recall every six months – Radiographs every six to 12 months – Baseline MS[α]	– Twice daily brushing with fluoridated toothpaste[γ] – Fluoride supplements[δ] – Professional topical treatment every six months	Counseling	Yes	– Active surveillance[ε] of incipient lesions – Restoration of cavitated or enlarging lesions
Moderate risk parent not engaged	– Recall every six months – Radiographs every six to 12 months – Baseline MS[α]	– Twice daily brushing with fluoridated toothpaste[γ] – Professional topical treatment every six months	Counseling, with limited expectations	Yes	– Active surveillance[ε] of incipient lesions – Restoration of cavitated or enlarging lesions
High risk parent engaged	– Recall every three months – Radiographs every six months – Baseline and follow up MS[α]	– Brushing with 0.5 percent fluoride (with caution) – Fluoride supplements[δ] – Professional topical treatment every three months	Counseling	Yes	– Active surveillance[ε] of incipient lesions – Restoration of cavitated or enlarging lesions
High risk parent not engaged	– Recall every three months – Radiographs every six months – Baseline and follow up MS[α]	– Brushing with 0.5 percent fluoride (with caution) – Professional topical treatment every three months	Counseling, with limited expectations	Yes	– Restore incipient, cavitated, or enlarging lesions

Protocolo de gestão de cáries para crianças com ≥6 anos de idade

Risk Category	Diagnostics	Interventions Fluoride	Diet	Sealants[λ]	Restorative
Low risk	- Recall every six to12 months - Radiographs every 12 to 24 months	- Twice daily brushing with fluoridated toothpaste[μ]	No	Yes	- Surveillance[χ]
Moderate risk patient/parent engaged	- Recall every six months - Radiographs every six to 12 months	- Twice daily brushing with fluoridated toothpaste[μ] - Fluoride supplements[δ] - Professional topical treatment every six months	- Counseling	Yes	- Active surveillance[ε] of incipient lesions - Restoration of cavitated or enlarging lesions
Moderate risk patient/parent not engaged	- Recall every six months - Radiographs every six to 12 months	- Twice daily brushing with toothpaste[μ] - Professional topical treatment every six months	- Counseling, with limited expectations	Yes	- Active surveillance[ε] of incipient lesions - Restoration of cavitated or enlarging lesions
High risk patient/parent engaged	- Recall every three months - Radiographs every six months	- Brushing with 0.5 percent fluoride - Fluoride supplements[δ] - Professional topical treatment every three months	- Counseling - Xylitol	Yes	- Active surveillance[ε] of incipient lesions - Restoration of cavitated or enlarging lesions
High risk patient/parent not engaged	- Recall every three months - Radiographs every six months	- Brushing with 0.5 percent fluoride - Professional topical treatment every three months	- Counseling, with limited expectations - Xylitol	Yes	- Restore incipient, cavitated, or enlarging lesions

GESTÃO DA CÁRIE POR AVALIAÇÃO DE RISCO (CAMBRA)

A filosofia CAMBRA foi introduzida pela primeira vez há quase uma década, quando se formou um grupo não oficial chamado Western CAMBRA Coalition, que incluía intervenientes do ensino, da investigação, da indústria, de agências governamentais e de profissionais privados baseados na região ocidental dos Estados Unidos.

A gestão da cárie por avaliação de risco (CAMBRA) é uma abordagem baseada em provas que visa prevenir ou tratar a causa da cárie dentária nas fases iniciais, em vez de esperar por danos irreversíveis nos dentes.

No centro da filosofia de cuidados CAMBRA está a avaliação de cada paciente relativamente aos seus indicadores de doença individuais únicos, factores de risco e factores de proteção para determinar a doença de cárie dentária atual e futura.

A Avaliação do Risco de Cárie (ARC) é um componente crítico da gestão da cárie dentária e deve ser considerada um padrão de cuidados e incluída como parte do exame dentário.

Formulário de avaliação do risco de cárie (dos 6 anos aos adultos)

Patient Name:________________ CHART #:__________ DATE:__________
Assessment Date: Is This (please circle) Baseline or Recall

Disease Indicators (Any one YES signifies likely "High Risk" and to do a bacteria test)**	YES = CIRCLE	YES = CIRCLE	YES= CIRCLE
Cavities/radiograph to dentin	YES		
Approximal enamel lesions (E1, E2) (by radiograph)	YES		
White spots on smooth surfaces (Eo)	YES		
Restorations last 3 years	YES		
Risk Factors (Biological predisposing factors)		YES	
MS and LB both medium or high (by culture**)		YES	
Visible heavy plaque on teeth		YES	
Frequent snack (> 3x daily between meals)		YES	
Deep pits and fissures		YES	
Recreational drug use		YES	
Inadequate saliva flow by observation or measurement (**If measured note the flow rate below)		YES	
Saliva reducing factors (medications/radiation/ systemic)		YES	
Exposed roots		YES	
Orthodontic appliances		YES	
Protective Factors			
Lives/work/school fluoridated community			YES
Fluoride toothpaste at least once daily			YES
Fluoride toothpaste at least 2x daily			YES
Fluoride mouthrinse (0.05% NaF) daily			YES
5000 ppm F fluoride toothpaste daily			YES
Fluoride varnish in last 6 months			YES
Office F topical in last 6 months			YES
Chlorhexidine prescribed/used 1 week each of last 6 months			YES
Xylitol gum/lozenges 4x daily last 6 months			YES
Calcium and phosphate paste during last 6 months			YES
Adequate saliva flow (> 1 ml/min stimulated)			YES
****Bacteria/Saliva Test Results: MS: LB: Flow Rate: ml/min. Date:**			

VISUALIZE CARIES BALANCE
(Use circled indicators/factors above)
(EXTREME RISK = HIGH RISK + SEVERE XEROSTOMIA)
CARIES RISK ASSESSMENT (CIRCLE): EXTREME HIGH MODERATE LOW

Doctor signature/#:____________________ Date:__________

CARIOGRAMA

- Trata-se de um modelo proposto por Douglas Bratthall (1996)

- Ilustra a interação entre as bactérias, a dieta e a resposta do hospedeiro.
- O processo de avaliação é designado por "Cariografia"

CARIOGRAM - Parâmetros

1. Experiência de cárie
2. Doenças relacionadas
3. Conteúdo da dieta
4. Frequência da dieta
5. Quantidade de placa
6. Estreptococos mutans
7. Programa de fluoretos
8. Secreção de saliva
9. Capacidade de tampão

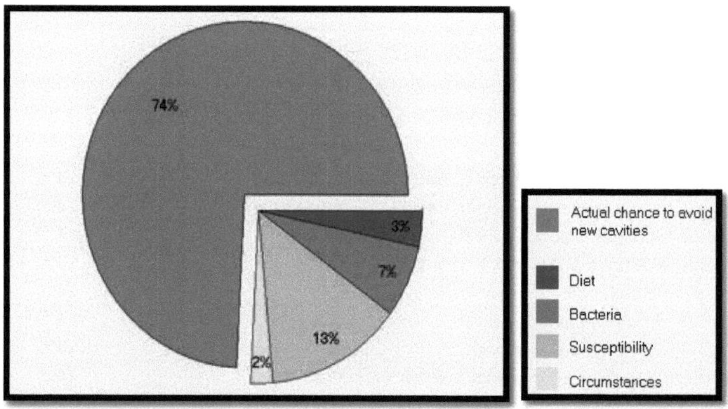

Caries experience (caries prevalence)

Score	Explanation
0 = Cariesfree and no fillings	Completely caries-free, no previous fillings, no cavities or M-missing teeth due to caries.
1 = Better than normal	Better than normal - better status than normal, for that age group in that area.
2 = Normal for age group	Normal status for that age group.
3 = Worse than normal	Worse status than normal for age group, or several new caries-lesions the last year.

Related general diseases

Score	Explanation
0 = No disease	There are no signs of general diseases of importance related to dental caries. The patient is 'healthy'.
1 = Disease/conditions, mild degree	A general disease, which can indirectly influence the caries process, or other conditions which can contribute to higher caries risk, e.g. poor eye-sight, inability to move.
2 = Severe degree, long-lasting	Patient could be bed-ridden or may need continous medication for example affecting the saliva secretion.

Diet, contents

Score	Explanation
0 = Very low fermentable carbohydrate,	Very low fermentable carbohydrate, extremely 'good' diet from the caries point of view. Sugars or other caries-inducing carbohydrates on a very low level. Lowest lactobacillus class needed to support a zero.
1 = Low fermentable carbohydrate, 'non-cariogenic' diet	Low fermentable carbohydrate, 'non-cariogenic' diet, appropriate diet from a caries perspective. Sugars or other caries inducing carbohydrates on a low level. Diet, as for an 'informed' group.
2 = Moderate fermentable carbohydrate content	Moderate fermentable carbohydrate content. Diet with relatively high content of sugars or other caries inducing carbohydrates.
3 = High fermentable carbohydrate intake inappropriate diet	Inappropriate diet from a caries perspective. High intake of sugar or other caries inducing carbohydrates.

Diet, frequency

Score	Explanation
0 = Maximum three meals per day (including snacks)	Very low diet intake frequency, a maximum of three times per 24 hour as a mean under a longer time period.
1 = Maximum five meals per day	Low diet intake frequency, a maximum of five times per 24 hour, as a mean.
2 = Maximum seven meals per day	High diet intake frequency, a maximum of seven times per 24 hour, as a mean.
3 = More than seven meals per day	Very high diet intake frequency, a mean of more than seven times per 24 hour.

Plaque, amount

Score	Explanation
0 = Extremely good oral hygiene, Plaque Index, PI < 0.4	No plaque, all teeth surfaces are very clean. Very 'oral hygiene conscious' patient, uses both tooth brush and inter-dental cleaning.
1 = Good oral hygiene, PI = 0.4-1.0	A film of plaque adhering to the free gingival margin and adjacent area of the tooth. The plaque may be seen *in situ* only after application of disclosing solution or by using the probe on the tooth surface.
2 = Less than good oral hygiene, PI = 1.1- 2.0	Moderate accumulation of soft deposits, which can be seen with the naked eye.
3 = Poor oral hygiene, PI > 2.0	Abundance of soft matter within the gingival pocket and/or on the tooth and gingival margin. The patient is not interested in cleaning the teeth or has difficulties in cleaning. You feel like cleaning his/her teeth thoroughly, professionally and immediately!

Mutans streptococci

Score	Explanation
0 = Strip mutans class 0	Very low or zero amount of mutans streptococci in saliva. Only about 5% of the tooth surface colonised by the bacteria.
1 = Strip mutans class 1	Low levels of mutans streptococci in saliva. About 20% of the tooth surfaces colonised by the bacteria.
2 = Strip mutans class 2	High amount of mutans streptococci in saliva. About 60% of the tooth surfaces colonised by the bacteria.
3= Strip mutans class 3	Very high amounts of mutans streptococci in the saliva. More than 80% of the tooth surfaces colonised by the bacteria.

Fluoride programme

Score	Explanation
0 = Receives 'maximum' fluoride programme	Fluoride toothpaste plus constant use of additional measures - tablets or rinsings and varnishes. A 'maximum' fluoride program.
1 = Additional F measures, infrequently	Fluoride toothpaste plus some additional measures - tablets or rinsings and varnishes infrequently.
2 = Fluoride toothpaste only	Fluoride toothpaste only, no supplements.
3 = Avoiding fluorides, no fluoride	Avoiding fluorides, not using fluoride toothpastes or other fluoride measures.

Saliva secretion - amount

Values below for adults

Score	Explanation
0 = Normal saliva secretion	Normal saliva secretion, more than 1.1 ml stimulated saliva per minute.
1 = Low, 0.9 - 1.1 ml stimulated saliva/min	Low, from 0.9 to less than 1.1 ml stimulated saliva per minute.
2 = Low, 0.5- 0.9 ml saliva/min	Low, from 0.5 to less than 0.9 ml stimulated saliva per minute.
3= Very low, Xerostomia, <0.5 ml saliva/min	Very low saliva secretion, dry mouth, less than 0.5 ml saliva per minute; problem judged to be long-standing.

Saliva buffer capacity

Score	Explanation
0 = Adequate, Dentobuff blue	Normal or good buffer capacity, Saliva end - pH ≥ 6.0
1 = Reduced, Dentobuff green	Less than good buffer capacity, Saliva end- pH 4.5-5.5
2= Low, Dentobuff yellow	Low buffer capacity, Saliva end - pH ≤4.0

Clinical judgement
Opinion of the dental examiner, 'Clinical feeling'.

Score	Explanation
0 = More positive than what the Cariogram shows based on the scores entered	The total impression of the caries situation, including social factors, gives a positive view, more positive than what the Cariogram seems to indicate. The examiner would like to make the green sector bigger, i.e. improve the 'Chance to avoid caries' for the patient.
1= **Normal setting!** Risk according to the other values entered	The total impression of the caries situation, including social factors, gives a view, in line with what the tests and the other factors seem to indicate and points to the same caries risk as in the Cariogram. The examiner does not have any reason to change the program's inbuilt evaluation.
2= Worse than what the Cariogram shows based on the scores entered	The total impression of the caries situation, including social factors, points in the direction of increased caries risk. Less than good compared to what the tests and the other factors seem to indicate. The examiner would like to make the green sector smaller, which is to reduce the 'Chance to avoid caries'.
3 = Very high caries risk, examiner is convinced that caries will develop, irrespective of what the Cariogram shows based on the scores entered	The total impression of the caries situation, including social factors, is very bad. The examiner is very sure that caries will occur the coming year and would want the green sector to be minimal, irrespective of the Cariogram results. The examiner overrules the program's inbuilt estimation.

MODELO DE AVALIAÇÃO DO RISCO DE CÁRIE DE DUNDEE (DCRAM)

Modelo de previsão de cáries "de fácil utilização" para cáries aos 4 anos de idade a partir de dados recolhidos ao 1 ano de idade, num contexto comunitário específico, utilizando a análise do detetor de interação automatizada do qui-quadrado (CHAID)

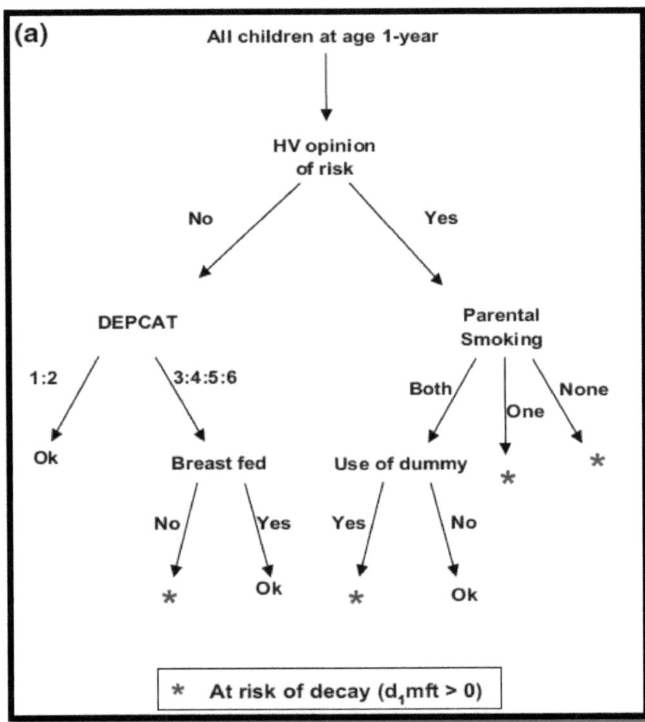

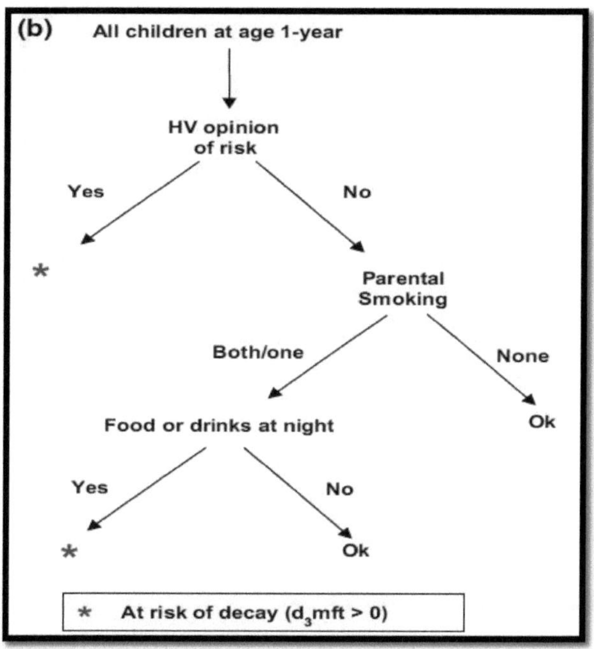
(b)
All children at age 1-year
HV opinion of risk
Yes
No
*
Parental Smoking
Both/one
None
Food or drinks at night
Ok
Yes
No
*
Ok
* At risk of decay ($d_3mft > 0$)

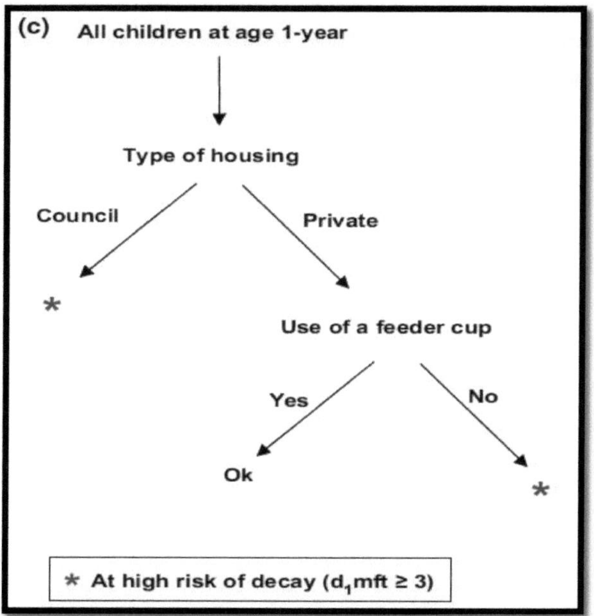
(c)
All children at age 1-year
Type of housing
Council
Private
*
Use of a feeder cup
Yes
No
Ok
*
* At high risk of decay ($d_1mft \geq 3$)

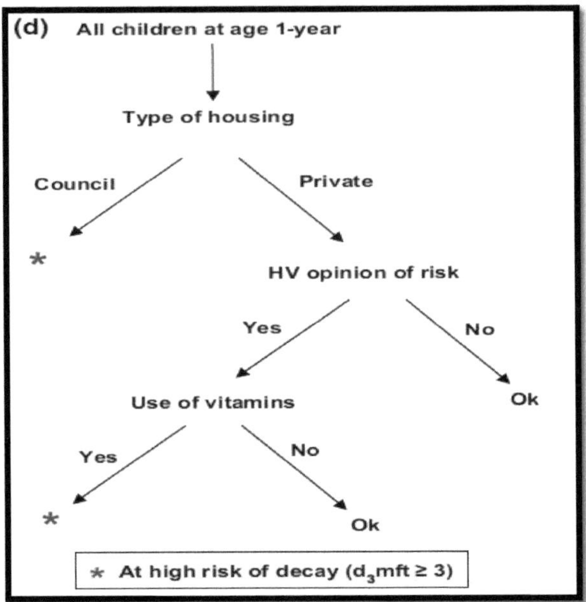

FIRST DENTAL HOME - Ferramenta de avaliação do risco de cárie, Texas

- Um pacote de serviços dentários destinado a melhorar a saúde oral das crianças dos 6 aos 35 meses de idade.
- Fornece mensagens simples e coerentes aos pais/cuidadores de crianças muito pequenas.
- Materiais desenvolvidos em colaboração por dentistas pediátricos e dentistas de clínica geral.

Fornecedor:

- Dentistas pediátricos e dentistas gerais atualmente inscritos no Texas Health Steps.
- Dentistas que tenham apresentado um pedido de inscrição de prestador de serviços dentários na Texas Health Steps.
- Os membros da equipa dentária são incentivados a participar nas formações da FDH.

Conteúdo:

- Avaliação do risco de cárie.
- Profilaxia dentária.
- Instruções de higiene oral com o prestador de cuidados principal.
- Aplicação de verniz fluoretado tópico.
- Orientação antecipada em medicina dentária.
- Estabelecimento de um calendário de retirada.

CARIES RISK ASSESSMENT TOOL

FACTOR	LOW	MODERATE	HIGH
Caries Activity	None	Within 24 months	Within 12 months
Demineralized areas	No white spots	1 white spot	> 1 white spot
Family History – Mother	No decay	Low caries rate	High caries rate
Family History – Father	No decay	Low caries rate	High caries rate
Family History – Siblings	No caries activity	Low caries rate	High caries rate
Presence of plaque, gingivitis	None	Moderate	Visible plaque on anterior teeth
Fluoride exposure	Optimal	Low to optimal	Low
Sugar consumption (including bottle or sippy cup use)	With meals only	1-2 between meals	> 3 between meals
Dental home	Established	Irregular use	None
Special conditions			Enamel hypoplasia Special needs patient Impaired salivary flow

First Dental Home

EF08-12880 Rev-1108

Diagnóstico de Cáries, Avaliação de Risco e Gestão: Um Guia Prático - Serviço de Saúde Indiano (2003)

Age	Risk Category	Preventive Strategies	Recall
Birth to Age 4	**Low** No active lesions of any type at examination.	Education and reinforcement Fluoride toothpaste (supervised)** Dental sealants (behavior permitting), if patient has deep or uncoalesced pits and fissures**	6-12 months
	High Any cavitated or white spot lesions at examination, continued bottle feeding after age 12 months, or family caries history.	Education and reinforcement Fluoride toothpaste (supervised)** Dental sealants (behavior permitting)** Fluoride supplements PRN* Professionally applied topical fluorides (varnish)** Restorative treatment	3-6 months
Age 5 and Over	**Low** No active cavitated or non-cavitated lesions at examination.	Education and reinforcement Fluoride toothpaste** Dental sealants if newly erupted and deep or uncoalesced pits and fissures** Fluoride supplements PRN*	24-36 months; more often for children and adolescents
	Moderate 1 active cavitated smooth-surface lesion at examination, or any number of pit-and-fissure lesions.	Education and reinforcement Fluoride toothpaste** Dental sealants and preventive resin restoration (PRR)** Fluoride supplements PRN* Home-use fluoride rinses and professionally applied topical fluorides* Restorative treatment	6-24 months
	High 2-5 active cavitated smooth-surface lesions at examination, or 2 new lesions of any type with a history of smooth-surface lesions in permanent teeth.	Education and reinforcement Fluoride toothpaste** Dental sealants and PRR** Fluoride supplements PRN* Home-use fluorides and professionally applied topical fluorides* Dietary counseling (refer to nutritionist) Xylitol gum, if available and patient chews gum Restorative treatment Chlorhexidine rinse*	3-12 months
	Very High 6 or more active cavitated smooth-surface lesions at examination.	Education and reinforcement Fluoride toothpaste** Dental sealants and PRR** Fluoride supplements PRN* Home-use fluorides and professionally applied topical fluorides** Dietary counseling (refer to nutritionist) Xylitol gum, if available and patient chews gum Restorative treatment Chlorhexidine rinse* Eliminate cavitated lesions as soon as possible (2 or fewer appointments) Assess compliance and/or Mutans streptococci levels	3-6 months

*Shown effective in smaller clinical trials.
**Shown effective in large clinical trials.

CONCLUSÃO

Uma combinação de factores etiológicos, prevalência e incidência de cáries, indicadores de risco modificadores externos e internos, factores de risco e factores preventivos pode ser utilizada para avaliar o risco individual de cárie como sendo de baixo risco ou de alto risco.

A avaliação do risco de cárie é uma parte importante da prática dentária contemporânea. Esta avaliação na prática diária é importante, uma vez que faz sentido, em termos económicos, direcionar os tratamentos preventivos para os grupos de risco adequados.

Os cuidados dentários não começam nem terminam com um único programa de tratamento, mas são um processo contínuo e permanente. O intervalo de recolha baseia-se em parte na avaliação do risco de cárie.

REFERÊNCIAS

- Featherstone JDB. Cárie dentária: um processo de doença dinâmico. Aust Dent J 2008; 53(3): 286-91.
- Caufield PW, Griffen AL. Cárie dentária. Uma doença infecciosa e transmissível. Pediatr Clin North Am 2000; 47(5): 1001-19, v.
- Reich E, Lussi A, Newbrun E. Avaliação do risco de cárie. Int Dent J 1999; 49(1): 15-26.
- Featherstone JDB. Prevenção e reversão da cárie com base no equilíbrio da cárie. Pediatr Dent 2006; 28(2):128-32; discussão 192-8.
- Featherstone JDB, Domejean-Orliaguet S, Jenson L, Wolff M, Young DA. Avaliação do risco de cárie na prática dos 6 anos de idade até à idade adulta. J Calif Dent Assoc 2007; 35(10): 703-7, 710-3.
- Burt BA. Definições de risco. J Dent Educ 2001; 65(10): 1007-8.
- Beck JD. Risk revisited. Community Dent Oral Epidemiol 1998; 26(4): 220-5.
- Maheswari SU, Raja J, Kumar A, Seelan RG. Gestão da cárie através da avaliação do risco: Uma revisão das estratégias actuais de prevenção e gestão da cárie. J Pharm Bioallied Sci 2015; 7(Suppl 2): S320-4.
- Harris R, Nicoll AD, Adair PM, Pine CM. Factores de risco para a cárie dentária em crianças pequenas: uma revisão sistemática da literatura. Community Dent Health 2004; 21(1 Suppl): 71-85.
- Hallett KB. A aplicação da avaliação do risco de cárie na medicina dentária de intervenção mínima. Aust Dent J 2013;58 Suppl 1: 26-34.
- Peter S. Essentials of Preventive and Community Dentistry (Public Health Dentistry). 4ª edição. Nova Deli: Arya Medi Publishing House; 2011.
- MacRitchie HMB, Longbottom C, Robertson M, Nugent Z, Chan K, Radford JR, et al. Desenvolvimento do Dundee Caries Risk Assessment Model (DCRAM) - desenvolvimento do modelo de risco utilizando uma nova aplicação da análise CHAID. Community Dent Oral Epidemiol 2012; 40(1): 37-45.
- Academia Americana de Odontopediatria. Diretriz sobre avaliação e gestão do risco de cárie em bebés, crianças e adolescentes. Pediatr Dent 2013; 35(5): E157-64.
- Koroluk L, Hoover JN, Komiyama K. A sensibilidade e especificidade de um teste colorimétrico de atividade microbiológica da cárie (Cariostat) em crianças em idade pré-escolar. Pediatr Dent 1994; 16(4): 276-81.

- Conselho de Assuntos Clínicos da Academia Americana de Odontopediatria. Política sobre a utilização de uma ferramenta de avaliação do risco de cárie (CAT) para bebés, crianças e adolescentes. Pediatr Dent 2009; 30(7 Suppl): 29-33.
- Hiremath SS. Livro de Texto de Odontologia Preventiva e Comunitária. 2ª Edição. Nova Deli: Elsevier India; 2011.
- Marya CM. A Textbook of Public Health Dentistry (Livro de texto de odontologia de saúde pública). Nova Deli: Jaypee Brothers Medical Publishers; 2011.
- Departamento de Serviços de Saúde do Estado do Texas. Programa de Saúde Oral. Primeira Casa Dentária. [Internet] https://www.dshs.state.tx.us/dental/FDH.shtm [Acedido em 25 Dez 2015]
- Serviço de Saúde Indiano. 2003. Caries Diagnosis, Risk Assessment, and Management (Diagnóstico de Cáries, Avaliação de Risco e Gestão): Um Guia Prático. Rockville, MD: Serviço de Saúde Indígena.
- Nikhila Nemmarugommula, Arun A, Mythri H. Testes de Atividade de Cárie. Res Rev J Dent Sci 2013; 1(3): 50-9.
- Rede de Diretrizes Intercolegiais Escocesas (SIGN). Dental interventions to prevent caries in children (Intervenções dentárias para prevenir cáries em crianças). Edinburgh: SIGN; 2014. (Publicação SIGN nº 138). [março de 2014]. Disponível em URL: http://www.sign.ac.uk

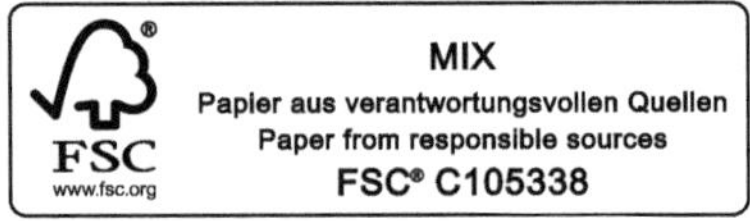

Printed by Books on Demand GmbH, Norderstedt / Germany